NOTES

SUR

L'ALIMENTATION DES NOUVEAU-NÉS

PAR

Le Docteur Raoul PAILLOTTE

Ancien externe des hôpitaux de Paris
Ancien moniteur à la Clinique d'accouchements
Médaille de bronze de l'Assistance publique

PARIS
G. STEINHEIL, ÉDITEUR
2, RUE CASIMIR-DELAVIGNE, 2

1890

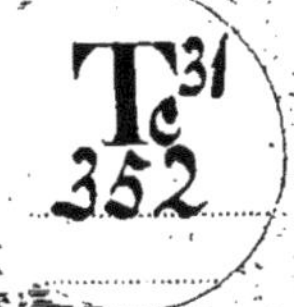

NOTES

SUR

L'ALIMENTATION DES NOUVEAU-NÉS

IMPRIMERIE LEMALE ET Cie, HAVRE

NOTES

SUR

L'ALIMENTATION DES NOUVEAU-NÉS

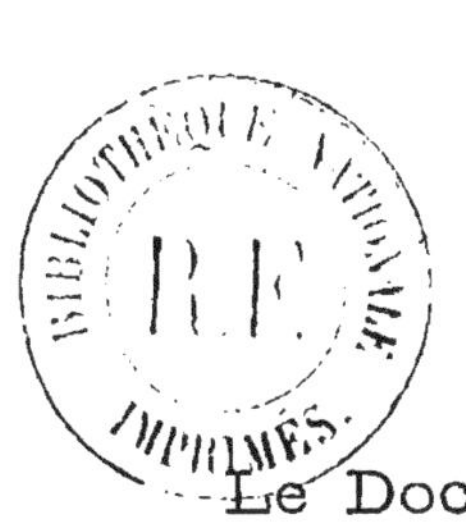

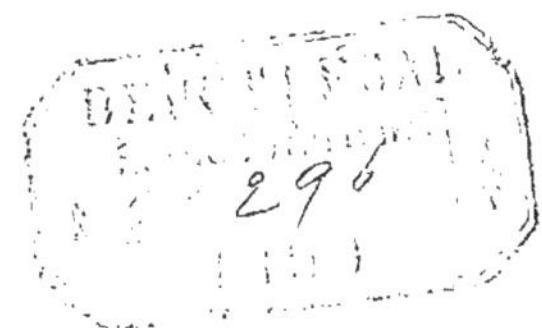

PAR

Le Docteur Raoul PAILLOTTE

Ancien externe des hôpitaux de Paris
Ancien moniteur à la Clinique d'accouchements
Médaille de bronze de l'Assistance publique

PARIS

G. STEINHEIL, ÉDITEUR

2, RUE CASIMIR-DELAVIGNE, 2

—

1890

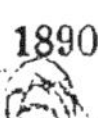

Les méthodes nouvelles de recherches, qui ont fait de la plus grande partie de la médecine une science exacte, n'ont pas encore transformé ce qui a trait à l'alimentation et aux maladies des nouveau-nés. Rien de précis n'existe à ce sujet. Tout ce que l'on a fait jusqu'à présent procède de la tradition et relève de l'empirisme. Mais c'est une question qui est et mérite d'être à l'ordre du jour, et de grands progrès sont en train de se réaliser. Nous n'avons point la prétention de produire un travail d'où l'on pourra tirer des conclusions absolues pour l'avenir; nous voulons seulement essayer un exposé, une revue critique, des procédés employés et de l'état actuel de la question.

Mais d'abord :

Que notre maître, M. le professeur Tarnier qui veut bien nous faire l'honneur d'accepter la présidence de notre thèse, reçoive, pour les marques du réel intérêt qu'il n'a cessé de nous prodiguer, le témoignage de notre vive reconnaissance et de notre profond respect. Nous le prions d'accepter la dédicace de ce travail, puisse-t-il ne pas le trouver trop indigne.

Nous remercions nos maîtres directs dans les hôpitaux : M. Gouraud, à l'hôpital Cochin ; MM. Lucas-Championnière, Peyrot, Gérard-Marchant, Richelot, à l'hôpital

Tenon ; MM. Budin, Maygrier, à la Clinique d'accouchements ; M. Brocq, à l'Hôtel-Dieu et à Saint-Louis ; non seulement de leurs bonnes et savantes leçons, mais aussi et surtout de l'indulgente bienveillance qu'ils n'ont cessé de nous témoigner.

Que MM. Polaillon, à la Pitié ; Landouzy, à l'hôpital Tenon ; d'Heilly, Cadet de Gassicourt, à l'hôpital Trousseau ; Hutinel aux Enfants-Malades ; dont nous avons suivi les services, reçoivent également nos remercîments.

Nous n'aurons garde d'oublier MM. Loviot et Bonnaire, qui, lorsqu'ils étaient chefs de Clinique d'accouchements, se sont montrés pour nous des amis plus encore que des maîtres.

Merci aussi à notre excellent ami le Dr Lesage pour les documents et les conseils qu'il nous a prodigués, sur un sujet qu'il étudie déjà depuis de longues années.

Nous sommes heureux d'affirmer notre gratitude à Mme Henry, sage-femme en chef de la Maternité, qui a bien voulu s'intéresser à notre travail et nous faire gracieusement profiter des trésors de documents qu'elle a su réunir.

NOTES

SUR

L'ALIMENTATION DES NOUVEAU-NÉS

HISTORIQUE

Grèce. — La littérature grecque ancienne parle peu du tout petit enfant. Les détails abondent sur l'accouchement, sur les premiers soins donnés après la naissance (1), puis l'enfant ne semble plus compter jusqu'à l'âge de six ou sept ans, moment où, cessant d'être élevé par les femmes, il est placé sous la direction des maîtres qui commencent à l'instruire (2).

Comment se faisait l'alimentation du nouveau-né? Au Vᵉ et au IVᵉ siècle avec J.-C. c'est la mère qui allaite, et les femmes du plus haut rang donnent elles-mêmes le sein à leurs enfants (3). La femme d'Ulysse, Pénélope allaite elle-même son fils (4).

Mais bientôt, la civilisation aidant, on abandonne cet

(1) HIPPOCRATE. *Œuvres*. Trad. Littré.

(2) P. GIRARD. *Éducation athénienne*.

(3) *Iliade*. Chant 22, vers 83.

(4) *Odyssée*. Chant 11, vers 448.

usage et les philosophes s'efforçent de rappeler les mères à ce qu'ils pensent être leur devoir.

Δει δε..... αυτας τας μητερας τα τεχνα τρεφειν και τουτοις υπεχειν τους μαστους (1).

Cela rappelle les prescriptions de l'*Émile*.

C'est qu'à ce moment, l'usage des nourrices semble tout à fait entré dans les mœurs.

Elles sont de deux sortes :

1° La τιτθη nourrice active.

2° La τροφος qui paraît être ce que nous appelons la nourrice sèche.

Celle-ci, souvent, reste définitivement auprès de l'enfant qu'elle a élevé.

Dans *Hippolyte* (Euripide) la nourrice de Phèdre est appelée τροφος et joue le rôle de confidente.

Outre le lait au sein, que donnait-on à l'enfant? Les indications manquent, cependant on fait allusion à de la bouillie sucrée avec du miel.

« In Græcia infantes primum melle alebantur, cui rei « olulam cum spongia adhibebant » (2), dit une note de Pindare.

On donne du miel que l'on fait sucer sur une éponge. Voilà l'idée première du biberon et de l'alimentation artificielle.

Lorsque le moment du sevrage arrivait, suivant une coutume malpropre, la nourrice mâchait elle-même les aliments avant de les donner à l'enfant (3).

(1) PLUTARQUE. *De l'éducation des enfants.*

(2) PINDARE. *Olympiques*, VI, v. 43. Bockh., trad. de Schneider.

(3) ARISTOPHANE. *Chevaliers*, vers 217.

Déjà les différents procédés d'alimentation étaient discutés, avec raison d'ailleurs : « le lait et non le vin con- « viennent au nouveau-né (1) », dit Aristote faisant probablement allusion à quelque étrange usage de l'époque.

Nous ne faisons qu'indiquer le vœu de Platon qui dans le livre V de la *République*, désire pour les enfants des nourrices communes.

Rome. — A Rome (2) les choses se passent comme en Grèce ; d'abord les femmes tiennent à honneur d'allaiter elles-mêmes leurs enfants, mais bientôt cela leur devient à charge, elles les confient à des nourrices.

Les familles riches ont des esclaves, mais cela est assez onéreux ; les gens trop pauvres pour en acheter une, la louent. Ces nourrices mercenaires sont de condition libre, mais se recrutent dans la basse classe de la société.

Il y avait dans le Forum Olitorium, tout proche et hors de la porte Carmentale, une espèce de marché perpétuel pour les femmes qui trafiquaient de leur lait ; elles se tenaient auprès d'une colonne qui, de là, avait reçu le nom de colonne lactuaire.

Les philosophes blâmaient fort cette coutume des nourrices, et Aulu-Gelle s'élève vivement contre ce qu'il appelle un abandon des devoirs maternels (3).

Du reste, à cette époque, les romaines se mariaient si

(1) ARISTOTE. *Politique*, livre IV, chap. 13 et 14, trad. Barthélemy Saint-Hilaire.

(2) TACITE. *De orat.* 28-29, et DEZOBRY. *Rome au siècle d'Auguste.* Lettre LIV.

(3) AULU-GELLE. XII.

jeunes, que, mères trop tôt, elles étaient souvent incapables de supporter les fatigues de l'allaitement.

France. — En France, au moyen âge, les faits suivent la même marche qu'en Grèce et à Rome.

Pendant longtemps, les mères, quelle que soit leur condition sociale, allaitent leurs enfants. Les reines elles-mêmes remplissent ce devoir et s'en acquittent avec plaisir et orgueil.

La reine Blanche voulut être la nourrice de son fils. Un jour qu'elle était souffrante, une dame de sa suite, qui elle-même allaitait, voulant faire sa cour, donna le sein au jeune roi. La reine, quand elle s'en aperçut, mit aussitôt les doigts dans la gorge de l'enfant, jusqu'à ce qu'il eût rendu le lait qu'il avait pris; et, comme on s'étonnait d'une telle action venant de sa part, elle si douce d'habitude :« Je ne puis endurer, dit-elle, qu'une autre femme ait droit de me disputer la qualité de mère » (1).

Jusqu'au XVIe siècle cet usage de l'allaitement maternel fut conservé. On lit dans les mémoires de la reine Marguerite, femme de Henri IV, que la comtesse de Lalaing, d'une des plus illustres maisons de Flandre, allaitait son enfant au milieu d'un grand repas de cérémonie.

Les dames de haute naissance et ensuite les bourgeoises enrichies cessent de nourrir elles-mêmes leurs enfants au XVIIe et au XVIIIe siècle.

Vers la fin du XVIIIe siècle, beaucoup sous l'influence

(1) VARILLAS. *Minorité de St-Louis.*

de l'éloquent plaidoyer de J.-J. Rousseau dans l'*Emile*, il se fait un heureux retour à l'usage qu'avaient les mères d'allaiter leurs enfants, et les nourrices ne sont appelées que lorsque les mères ne peuvent pas remplir ce devoir.

Le premier bureau de nourrices est établi à Paris en 1769 ; un second est fondé à Lyon en 1780 (1).

(1) A. Chéruel. *Dictionnaire des mœurs et coutumes de la France.*

ALLAITEMENT MATERNEL

L'allaitement maternel est l'alimentation naturelle et normale du nouveau-né. Tout le monde est d'accord sur ce point. La nourrice est, nous venons de le voir, un produit de la civilisation. Quoi qu'il en soit, l'allaitement au sein par la mère ou par la nourrice est le genre d'alimentation physiologique normal du nouveau-né.

Les règles de l'alimentation au sein sont les suivantes :

Sauf indication particulière, on doit donner le sein à l'enfant toutes les deux heures pendant le jour et deux fois pendant la nuit, à des moments aussi réguliers que possible, soit à minuit et à quatre heures du matin. Ce qui fera huit repas dans les vingt-quatre heures.

Les tetées doivent être réglées, et cela dans l'intérêt de la mère et de l'enfant. Du côté de la mère, les tetées irrégulières sont nuisibles, la fatiguant, troublant la sécrétion lactée et favorisant l'apparition des gerçures et des crevasses.

Du côté de l'enfant les repas irréguliers, trop abondants et trop fréquents sont mauvais. « Il vaut mieux, dit Roger (1), que l'enfant ne prenne pas trop, mais garde tout. » Cet excès de lait que l'enfant ingère bon gré, malgré, provoque des indigestions, qui, par leur répéti-

(1) ROGER. *Maladies de l'enfance*, 1872, p. 131.

tion et par la surcharge de l'estomac mènent à la dyspepsie et à la dilatation de l'estomac.

En effet, les vomissements et les diarrhées (faisant abstraction des diarrhées du petit tuberculeux ou du syphilitique ainsi que des diarrhées des maladies éruptives ou infectieuses, rougeole, diphthérie, fièvre typhoïde, pemphigus) sont ordinairement dus à une alimentation défectueuse, soit par la qualité, soit par la quantité des aliments.

L'enfant doit être mis au sein à des moments réguliers et retiré sitôt qu'il se ralentit de teter.

Cependant il arrive que la femme a du lait, que l'alimentation est bien dirigée et que l'enfant dépérit tout de même. Notre ami le Dr Lesage nous a cité un cas intéressant qu'il a pu observer avec soin.

Une dame, en parfaite santé, bonne nourrice quant à la quantité de lait qu'elle fournit, nourrit son enfant suivant toutes les règles de la lactation. Cependant, dès les premiers jours de la vie, l'enfant vomit après chaque tetée (une demi-heure après environ). Ce ne sont pas des régurgitations, comme il s'en produit quand l'alimentation est trop abondante. Ces vomissements se répètent, après chaque tetée, pendant deux mois. De temps en temps, à ces vomissements se joint un peu de diarrhée (deux à trois selles vertes, bilieuses). Cette diarrhée est indolore, sans tympanisme et apyrétique.

L'enfant ne maigrit pas, mais il augmente peu de poids, il reste en retard ; au 2e mois il a l'apparence d'un enfant qui vient de naître : à la fin du 2e mois il pèse 2600 gr. alors qu'à la naissance il pesait 2000.

Malgré un examen complet, on ne peut découvrir aucune maladie, aucune tare héréditaire du côté de la mère, aucun vice dans son alimentation. Quant à l'enfant, il n'est ni syphilitique, ni tuberculeux, il est venu à terme.

Quelle était la cause de ces troubles digestifs et de cet état presque stationnaire dans l'augmentation de poids? On pensa en premier lieu à un lait trop chargé en beurre.

L'analyse démontra que le lait était absolument normal, et que la teneur en graisse ne dépassait pas le taux classique.

On pensa alors à la production par la mère de substances solubles, que les analyses chimiques ne savent pas encore déceler. On fit des recherches à ce sujet, mais la quantité de lait obtenue ne fut pas suffisante.

La cause est donc restée inconnue. En tous cas, elle réside bien dans le lait et tient bien de la mère. En effet, l'expérience suivante fut faite. L'enfant fut donné à une nourrice, dont le lait était, à l'analyse, le même que celui de la mère; et l'enfant, qui avait vomi jusqu'à ce moment, cessa rapidement de vomir; les troubles digestifs disparurent et le poids reprit son accroissement classique. Inversement, la mère prit au sein l'enfant de la nourrice qui jusqu'à ce jour avait été d'une santé parfaite : cet enfant éprouva rapidement des troubles digestifs analogues à ceux du premier nourrisson.

L'expérience était concluante. Le lait de la mère était manifestement mauvais, impropre à la lactation. On peut émettre l'hypothèse que certaines femmes produisent des substances plus ou moins toxiques, élaborées par la glande mammaire, tout comme le sang de certains animaux est toxique pour d'autres animaux de la même espèce. Il y a là une question qui mérite d'être étudiée. Ajoutons de plus que la mère ne prenait aucun médicament.

Mais la mère n'allaite pas toujours son enfant et M. Auvard divise en 4 catégories les femmes qui sont dans ce cas.

1° Celles qui ne veulent pas.

2° Celles qui ne peuvent pas par la faiblesse de constitution ou par suite d'un état diathésique morbide.

3° Celles qui sont empêchées par un vice de conformation du sein ou une maladie du mamelon, gerçures, fissures, crevasses, etc.

4° Celles qui jouissant d'une bonne santé ont une sécrétion lactée insuffisante (1).

Pour les femmes qui sont bien décidées à ne pas donner le sein, il n'y a rien à faire. On devra pour le bien de l'enfant et pour l'acquit de sa conscience exposer les bienfaits de l'allaitement maternel, mais cela sans espérer grand succès, la femme saura convaincre son mari et sa famille qu'elle a raison.

Il va sans dire qu'on ne se laissera jamais aller à une opinion de complaisance qui justifierait la fausse, mais amusante boutade de J.-J. Rousseau (2) à ce sujet.

« La ligue des femmes et des médecins m'a toujours paru « l'une des plus plaisantes singularités de Paris. C'est par les « femmes que les médecins acquièrent leur réputation et c'est « par les médecins que les femmes font leurs volontés. On se « doute bien par là, quelle est la sorte d'habileté qu'il faut à « un médecin de Paris pour devenir célèbre. »

Nous ne parlerons pas des femmes qui ne peuvent nourrir par faiblesse de constitution ou par mauvais état de santé. Elles doivent se résoudre à confier leur enfant à une nourrice ou à l'alimenter artificiellement.

Nous étudierons plus longuement le cas des mères qui

(1) AUVARD. *Gazette hebdomadaire*, 17 février 1888, p. 101.

(2) J.-J. ROUSSEAU. *Émile*, tome I (note).

ne peuvent allaiter par suite de malformations ou de maladies du sein.

Cela nous conduit à examiner une question d'un certain intérêt dont on s'occupe beaucoup depuis quelques années, la question des téterelles.

DES TÉTERELLES

Souvent il ne suffit pas à une femme d'avoir du lait de qualité et de quantité suffisantes pour pouvoir faire elle-même l'allaitement de son enfant.

Des malformations ou des maladies du mamelon peuvent empêcher le nourrisson de prendre le sein.

Le mamelon, parfois, est inextensible ou si court que l'enfant, malgré les plus vigoureux efforts, ne peut parvenir à le saisir.

D'autres fois, il est ombiliqué, rentré, ou n'existe qu'à l'état de vague ébauche ; sans compter les malformations plus rares et de moindre importance (mamelon piriforme, cylindrique, tronqué), qui sont cependant de sérieux embarras à l'allaitement (1).

Mais ce qui est encore plus fréquent, c'est le mamelon normal devenu malade, et présentant des gerçures, des crevasses, bientôt suivies de lymphangites et même d'abcès. Les douleurs deviennent alors intolérables chez la plupart des femmes, et telles que, certaines, cependant très désireuses de nourrir, se refusent complètement à continuer l'allaitement commencé.

Tout cela a, de tout temps, préoccupé les médecins, et l'on a imaginé une foule d'appareils pour essayer de parer à ces accidents.

(1) Doat. Thèse de Paris, 1888.

Depuis longtemps, la pipe en terre des fumeurs, qui sert encore dans les campagnes, est employée pour façonner les bouts de sein et aspirer le lait.

L'instrument que Bouchut (1) appelle téterelle et définit « une pipe en verre à tube recourbé » est aussi d'un usage anciennement répandu.

Il existe encore un grand nombre d'appareils qui, bien qu'ingénieux, sont très imparfaits, parce que ceux qui les imaginaient étaient des industriels et non des médecins.

Ce sont des tire-lait à pompes ou à ventouses : le type est celui d'O'Connor, très employé mais qui ne fonctionne pas bien et se nettoie difficilement.

Les bouts de sein varient à l'infini : il en existe de toutes formes et de toutes substances, en bois, en caoutchouc, en tétine de vache, en ivoire ramolli, etc.

On a essayé de calmer les douleurs provoquées par les gerçures du sein en plaçant sur le mamelon un morceau de baudruche percée de petits trous. Tout cela ne réussit point.

M. le Dr Bailly fait le premier appareil réellement pratique et médical : c'est un bout de sein formé par une capsule de verre cylindro-conique. Sa base est largement évasée, et au sommet est adaptée une tétine en caoutchouc; mais « cet instrument, dit M. Auvard (2), a un « inconvénient, un gros inconvénient, tel qu'on est obligé « souvent de renoncer à son emploi. L'enfant pour aspi-

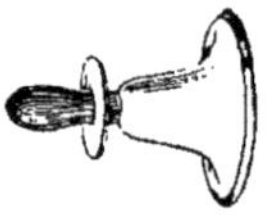

Fig. 1.

(1) E. Bouchut. *Hygiène de la première enfance*, 1852.
(2) Auvard. *Gazette hebdomadaire*, 17 février 1888.

« rer le lait par son intermédiaire, est obligé de faire des « efforts beaucoup plus considérables qu'à l'état naturel, « et souvent il se rebute dans sa tâche trop pénible « pour ses jeunes forces, il refuse de continuer à sucer, « et, au lieu de teter, il se met à pleurer. Il faut des « enfants complaisants et vigoureux pour réussir avec « le bout de sein de M. Bailly ».

M. le Dr Triaire (de Tours) modifie cet appareil d'une façon ingénieuse, mais qui, en somme, est peu pratique :

« A la cupule de verre ordinaire, il fait adapter un « ajutage creux métallique qu'il est possible d'ouvrir

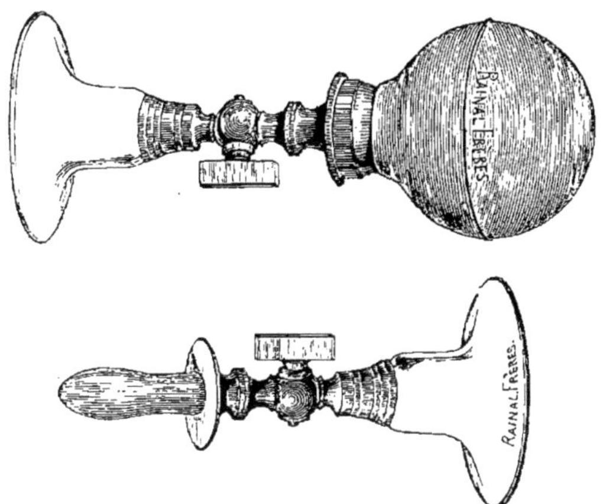

FIG. 2 et 3.

« ou de fermer au moyen d'un robinet. A la partie « extrême de l'ajutage est un pas de vis sur lequel on « fixe à volonté ou une ventouse en caoutchouc, ou une « tétine. De telle sorte que pour faire teter l'enfant, il « suffit de faire le vide dans la cupule au moyen de la « ventouse, de fermer le robinet ; d'enlever la ventouse,

« d'ajuster le bout de sein, de le faire prendre à l'enfant;
« et enfin d'ouvrir le robinet pour laisser passage à
« l'écoulement du lait » (1).

On voit que l'instrument et le manuel opératoire sont un peu compliqués; et puis, comme cet appareil doit être difficile à conserver aseptique!

D'ailleurs, l'aide offerte à l'enfant n'est que momentanée, et bientôt il est de nouveau livré à ses propres forces.

L'instrument de M. le Dr Smester (2) vient ensuite, par ordre chronologique (1886). Voici la description qu'en donne lui-même cet auteur.

« Mon appareil est composé d'une cupule en verre
« plus large, plus évasée, à cône plus long que le bout de

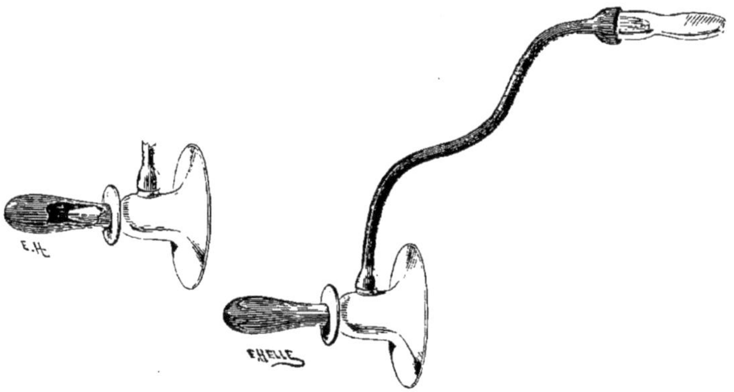

FIG. 4 et 5.

« sein de M. Bailly. La tétine en caoutchouc du Dr Bailly
« est remplacée par une tétine avec soupape de même

(1) SMESTER. *Annales de gynécologie et d'obstétrique*, mars 1888, p. 191.

(2) Id.

« matière. Sur la paroi de la cupule est adapté un petit « embout de verre creux auquel on fixe un tube en caout- « chouc terminé par une autre tétine encore avec sou- « pape. Il y a donc dans mon appareil une soupape à « chaque embout. »

La tétine fixée au tube de caoutchouc est destinée à la mère, l'autre à l'enfant. La mère aspire, la soupape adaptée à la tétine de l'enfant se ferme, et le lait afflue dans la cupule. L'enfant n'a plus qu'à épuiser le lait tiré, ce qu'il fait aisément par la moindre succion.

Après avoir décrit son appareil, très franchement, M. Smester en a fait lui-même la critique.

« En théorie, ce bout de sein n'est pas mauvais, mais « en pratique! Les soupapes ne marchent pas, elles fer- « ment trop ou trop peu, de telle sorte qu'un appareil « qui, théoriquement remplit toutes les indications, pra- « tiquement se détraque à tous moments.

« Ce sont ces dernières imperfections qui m'ont empê- « ché de publier cette bien modeste découverte.

« Je voulais auparavant trouver la soupape idéale, la « soupape type qui devait lever toutes les difficultés.

« Qu'on le dispose dans les tétines, dans la continuité « des tubes; qu'on le fasse en caoutchouc ou en verre, « qu'on incise l'embout destiné à l'enfant, peu importe. « Ce n'est qu'une question de mécanique et d'application « qui regarde maintenant le fabricant. Le principe est « désormais posé, et la question médicale résolue; je le « crois du moins. C'est aux fabricants à trouver ce rien, « la soupape, et à transformer un appareil souvent infi- « dèle à cause de l'imperfection des soupapes, en un ins-

« trument de précision et à donner aux mères et aux « enfants chétifs un bout de sein dont ils ont grand « besoin. »

Mais on n'a point encore trouvé cette soupape, et puis, une soupape, est-ce bien là l'idéal à trouver!

Nous discuterons ultérieurement cette question.

Quelques mois après (1887), M. Auvard, qui ne connaissait point l'invention de son confrère, invention non publiée d'ailleurs, imaginait un appareil basé sur le même principe.

La téterelle biaspiratrice, ainsi qu'il l'a appelée depuis, comprend plusieurs parties(1) : « 1° une capsule « en verre allongée, conique, qui porte deux tu- « bulures, près de l'ex- « trémité du cône; l'ou- « verture extérieure de « l'une de ces tubulures « est dirigée en haut, « l'ouverture de l'autre « est dirigée en bas; 2° un « tube de caoutchouc se terminant par une tétine « destinée à l'enfant; ce tube est fixé sur la tubulure « inférieure.

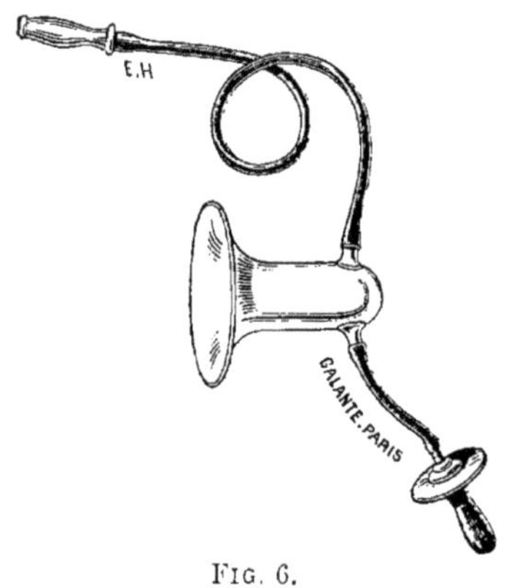

Fig. 6.

« Il existe une soupape à l'intérieur de la tétine, sou- « pape qui s'ouvre pour laisser passer le lait quand l'en-

(1) Auvard. *Gazette hebdomadaire*, 17 février 1888, et *Bulletin général de la thérapeutique*, 15 mai 1888.

« fant exerce des mouvements de succion, qui se ferme « au contraire si un mouvement d'aspiration est fait en « sens inverse.

« 3° Un tube en caoutchouc plus long, se terminant « par un embout destiné à la mère. Ce tube est fixé sur la « tubulure supérieure qui est à l'extrémité du cône de « verre.

« On comprend facilement le mécanisme. La mère « tette son embout, le vide se fait dans la cupule, le lait « jaillit, descend dans la tube en caoutchouc, arrive dans « la tétine de l'enfant qui l'avale à la moindre succion. »

On a reproché à cet appareil d'avoir une cupule trop petite ; en effet, voici ce qui arrive :

Si la mère ne tire pas exactement la quantité de lait nécessaire à l'enfant, où il y en a de trop, et le lait monte dans sa propre bouche, ou elle s'arrête un instant de tirer et l'enfant suce... de l'air.

M. Auvard a reconnu d'ailleurs lui-même les défauts de son instrument, car il a modifié à plusieurs reprises la forme de sa cupule qui présente maintenant un réservoir en ampoule à sa partie inférieure ; de cette façon, le lait ne peut plus être aspiré par la mère.

Mais un des défauts principaux qui subsiste néanmoins est cette soupape qui fonctionne souvent mal et qu'il est toujours difficile de nettoyer.

M. Budin (1) frappé de ces inconvénients : forme défectueuse de la cupule, défauts de la soupape, fit alors exécuter une téterelle analogue, mais dont la cupule en

(1) Budin. *Leçons de clinique obstétricale*. Paris, 1889.

forme de verre à ventouse permet au mamelon de se développer sans jamais toucher les parois et permet ainsi l'emmagasinement d'une quantité de lait suffisante pour qu'il y en ait toujours en réserve. De plus, toute soupape est supprimée. Deux cas alors peuvent se présenter : 1° ou l'enfant est vigoureux et il tette en même temps que la mère, les deux efforts font le vide, le lait jaillit, remplit la cupule, descend dans le tube inférieur et l'enfant tette alors avec facilité ; 2° ou l'enfant est faible ; la mère pince alors entre les doigts le tube inférieur, fait à elle seule tout l'effort de l'aspiration, et ce n'est que lorsque la cupule est pleine que commence la tâche très facile pour l'enfant de la vider.

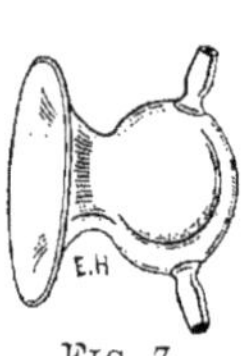

Fig. 7.

Dans le même temps, Mme Henry, sage-femme en chef de la Maternité, qui, elle non plus, ne connaissait pas l'appareil de Smester, imaginait de surajouter au bout de sein de Bailly un tube en caoutchouc allant à la bouche de la mère. Cet instrument ne possède aucune soupape, et, sous la surveillance expérimentée de son auteur, donne d'excellents résultats. On pourrait cependant lui reprocher ce qui arrive dans la téterelle Auvard premier modèle, le lait monte parfois dans la bouche de la mère si elle n'arrête pas à temps sa propre succion.

Toute téterelle qui ne peut pas être facilement entretenue dans un état parfait de propreté devient un instrument dangereux pour l'enfant. Or, dans la plupart des téterelles actuellement en usage, on trouve des tubes en caoutchouc et des soupapes dont la forme est telle, qu'il est impossible d'assurer leur propreté aseptique, malgré les soins les plus méticuleux. De plus, l'air passant souvent entre les tubes et les surfaces avec lesquelles ils se trouvent en contact, il est nécessaire de les ajuster avec un fil fortement serré ; dans ces raccords, existent au niveau des ajutages rétrécis, des espaces inaccessibles au nettoyage, où se collectent et pullulent les microbes et les germes morbides. Le nettoyage insuffisant laisse dans les tuyaux de ces téterelles une certaine quantité de caséine sucrée, merveilleux terrain de culture pour les bactéries.

J'ai fait construire par M. Galante une nouvelle téterelle qui supprime ces causes de malpropreté.

L'appareil se compose de quatre parties facilement isolables.

1° Un cylindre de verre A, tout droit, uni, d'une longueur de 95 millimètres, d'un diamètre de 24 millimètres. — A une hauteur de 5 centimètres, part à angle droit un autre cylindre B, de 25 millimètres de diamètre, d'une longueur de 4 centimètres, s'évasant dans la partie qui doit être appliquée sur le sein dans un diamètre de 55 millimètres.

2° Un tube de verre cylindrique C, de 8 millimètres de diamètre sur 15 centimètres de longueur, aplati à l'une de ses extrémités H.

3° Un ajutage de caoutchouc D, en forme de cône tronqué et d'une longueur de 45 millimètres dont le grand diamètre est de 2 centimètres et le petit de 5 millimètres.

4° Un mamelon de caoutchouc E, en forme chausse à filtrer, d'une hauteur de 45 millimètres et d'un grand diamètre de 20 millimètres.

Deux cas se présentent : ou l'enfant est vigoureux, ou il est faible. S'il est vigoureux, la femme saisit entre les lèvres le bout aplati H du tube en verre C, applique l'ouverture de la cupule B sur son sein, et met le mamelon E dans la bouche de l'enfant couché sur ses genoux. La mère et l'enfant tettent alors en même temps, le lait, sous l'action du vide jaillit, tombe dans le cylindre A par l'action de la pesanteur, et, l'enfant continuant des mouvements de succion, le lait pénètre facilement dans sa bouche.

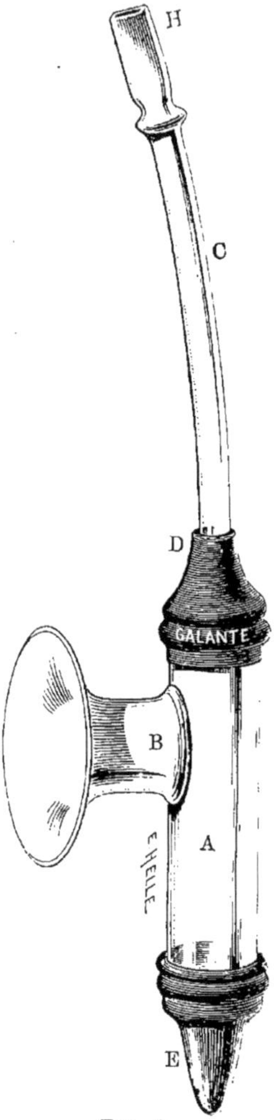

Si l'enfant est faible, la femme tout en exécutant des mouvements de succion sur l'extrémité H, pince entre les doigts le bout du mamelon E ; une fois le cylindre réservoir A rempli, ce qui représente environ 15 centimètres cubes, elle donne le mamelon E au nourrisson qui épuise le lait avec la plus grande aisance.

Cette téterelle a sa raison d'être, parce que facile est son nettoyage, parce que facile est la vérification de ce nettoyage.

Fig. 8.

En résumé, elle se compose de 4 parties, 2 en verre, 2 en caoutchouc. Les deux parties en verre ne présentent ni étranglement, ni courbure et sont assez larges pour être aisément nettoyées; leur transparence permet d'en vérifier la propreté.

Les parties en caoutchouc sont deux larges cônes, ne présentant ni envers, ni endroit, on les retourne plus facilement qu'une chausse à filtrer.

Les ajutages sont, par leur élasticité naturelle, assez serrés pour qu'on n'ait pas besoin de les assujettir avec des fils, rien ne fait alors hésiter à les enlever et à les retourner pour les soumettre au nettoyage, car on sait d'avance qu'après celui-ci il sera très facile de les replacer.

Après chaque tetée, l'instrument devra être nettoyé, les cônes seront retournés comme des bonnets de coton, brossés, essuyés et quand on aura besoin de l'instrument, ils seront remontés de telle sorte que la surface extérieure sera celle qui la fois précédente se trouvait être en dedans.

Enfin le mamelon en caoutchouc, rappelant de très près la forme du mamelon normal, est bien accepté par l'enfant.

Le progrès, nous le répétons, consiste dans la suppression des soupapes et des tubes en caoutchouc et surtout dans ce mamelon retournable dont M. le professeur Tarnier nous a donné l'idée.

Toutes les parties qui constituent notre téterelle sont si faciles à nettoyer, à démonter et à remonter, qu'on pourra toujours les entretenir aisément dans un état de propreté aseptique.

Toutes les téterelles doivent, chaque fois qu'elles auront servi, être immédiatement nettoyées.

On devra, dans l'intervalle des tetées, laisser les instruments plongés dans une solution antiseptique. Les plus employées sont la solution boriquée à 4 0/0, ou bien encore la solution de naphtol β indiquée par M. Budin.

Eau............................	un litre
Alcool..........................	10 gr.
Napthol β........................	0,40 centigr.

Avant de se servir de l'instrument on le rincera à l'eau filtrée ou bouillie.

L'usage des téterelles est encore indiqué pour des malformations ou des troubles pathologiques existant chez l'enfant.

Outre, les malformations congénitales du côté des lèvres, de la langue, de la voûte palatine, du voile du palais (bec-de-lièvre, perforation de la voûte palatine, etc.), qui mettent obstacle à la succion, l'enfant peut naître dans un état de faiblesse telle que la tetée est à peine possible.

Des accidents, comme le coryza, le muguet, une affection quelconque de la bouche peuvent encore gêner l'allaitement.

Dans tous les cas, l'usage de la téterelle simplifie les difficultés. Cet instrument trouve encore son application dans les cas d'enfants suspects de syphilis, il est alors avantageux de conseiller à la nourrice, jusqu'à preuve du bon état sanitaire de l'enfant, un usage qui supprime le contage possible de la maladie.

On peut encore employer la téterelle lorsque le lait tarde à monter ou semble avoir des tendances à disparaître. Dans ce cas on devra, pour éviter des fatigues exagérées à l'enfant, conseiller à la mère de pratiquer elle-même la succion au moyen de l'appareil.

« Un des meilleurs moyens de faire revenir le lait est la succion », dit Bouchut (1) et il recommande la succion du sein par le mari, par un animal ou par la mère au moyen de la téterelle qu'il définit « une pipe en verre à tube recourbé ».

A l'appui de son opinion, pour affirmer la puissance de la succion sur la sécrétion lactée, il cite cet usage des habitants du Cap-Vert : « lorsqu'une femme meurt en allaitant son enfant, la tâche de continuer l'allaitement de l'enfant incombe à la plus proche parente, mariée ou non mariée, qui, donnant le sein à l'enfant voit bientôt la sécrétion lactée se produire » (2).

(1) Bouchut. *Hygiène de la première enfance*, 1862.
(2) Bouchut. Déjà cité.

ALIMENTATION MIXTE

Nous arrivons à cette catégorie bien intéressante des femmes, qui, désirant allaiter leurs enfants, ne le peuvent point par suite d'une sécrétion lactée insuffisante.

Que doit, dans ce cas, conseiller le médecin ?

Si l'on se trouve dans une famille riche le problème est bien simplifié : une bonne nourrice aidera la mère et élevera l'enfant sous sa surveillance.

Le cas n'est plus le même, si l'on se trouve dans une famille de situation plus modeste, ne pouvant pas supporter les frais d'une nourrice dans la maison.

L'enfant sera-t-il envoyé chez une nourrice à la campagne ?

Ou bien la mère le conservera-t-elle auprès d'elle suppléant artificiellement à son manque de lait ?

La question se complique dès lors singulièrement, car nous touchons au sujet si important, mais si discuté de l'alimentation artificielle.

Envoyer l'enfant à la campagne, chez une nourrice loin de toute surveillance et de tout contrôle, est bien scabreux.

Cette femme allaite ordinairement son enfant en même temps que le nourrisson payant, si elle manque de lait, c'est le petit étranger qui sera pourvu de lait de vache ou de panade; la nourrice ne serait pas bonne mère si elle agissait autrement.

« Livrer l'enfant à une nourrice qui l'alimente chez « elle loin de tout controle, c'est le vouer au sevrage « prématuré, au rachitisme, aux dérangements intesti- « naux et trop souvent à la mort », dit Jules Simon (1).

« Toutes ces femmes ont horreur de la surveillance médicale », dit Brochard (2) racontant les agissements des nourrices et des meneurs. « Dans certaines communes les cadavres des Petits-Paris pavent les cimetières », ajoute-t-il en employant l'expression de certaines campagnes.

Dans ces conditions la mortalité devient considérable.

L'alimentation mixte, c'est-à-dire l'allaitement au sein aidé d'un autre aliment, peut donner de bons résultats.

M. Budin dans ses leçons (3) publie de ce cas un fait intéressant et probant :

Il se peut, dit-il, que la mère n'ait pas assez de lait en commençant, et que, au bout de plusieurs jours, la sécrétion des mamelles devienne assez abondante.

Voici un cas de ce genre. Il s'agit de la femme d'un médecin chez laquelle toutes les pesées de l'enfant étaient mathématiquement faites par le mari.

En venant au monde le 13 février 1888, le bébé pesait 3250 grammes (voir le tableau A), le second jour il était tombé à 3,060 gr.

(1) Jules Simon. *Conférences thérapeutiques et cliniques sur les maladies des enfants*, 1882, 12e confér.

(2) *De la mortalité des nourrissons en France*, 1865.

(3) P. Budin. *Leçons de clinique obstétricale*. Paris, 1889. De l'importance des pesées.

Le troisième jour il prit dans le sein de sa mère 218 grammes de lait.

Le quatrième jour on ajoute 202 grammes de lait d'ânesse aux 220 grammes qu'il prit au sein, ce qui fit 422 grammes.

	LAIT DE LA MÈRE		LAIT D'ANESSE		TOTAL
Le 5e jour.....	288 gr.	+	258 gr.	=	546 gr.
6e j	299	+	226	=	525
7e j	346	+	189	=	535
8e j	382	+	118	=	500
9e j	387	+	155	=	542
10e j	423	+	180	=	603
11e j	397	+	80	=	477
12e j	482	+	75	=	557
13e j	411	+	40	=	451
14e j	504	+	0	=	504

Si, ne tenant pas compte des variations de détails, nous étudions dans leur ensemble les différentes courbes, nous voyons au fur et à mesure que la quantité de lait maternel augmente et atteint le chiffre de 504 grammes, la quantité de lait d'ânesse diminue, si bien que, partie de 202 grammes et de 258 grammes, elle est au quatorzième jour égale à 0.

Et pendant ce temps le poids de l'enfant était représenté par une ligne à peu près normale ; après avoir diminué de 190 grammes, le nouveau-né avait au 8e jour, repris son poids initial de 3250 grammes et au 14e jour, il pesait 3380 grammes. La mère suffit alors à l'allaitement.

L'allaitement mixte se pratique à la Maternité. Comme le nombre des nourrices est insuffisant pour le nombre des enfants, on est forcé d'aider par d'autres aliments à la nourriture au sein et cela réussit fort bien.

Mme Henry, sage-femme en chef de cet hôpital, nous

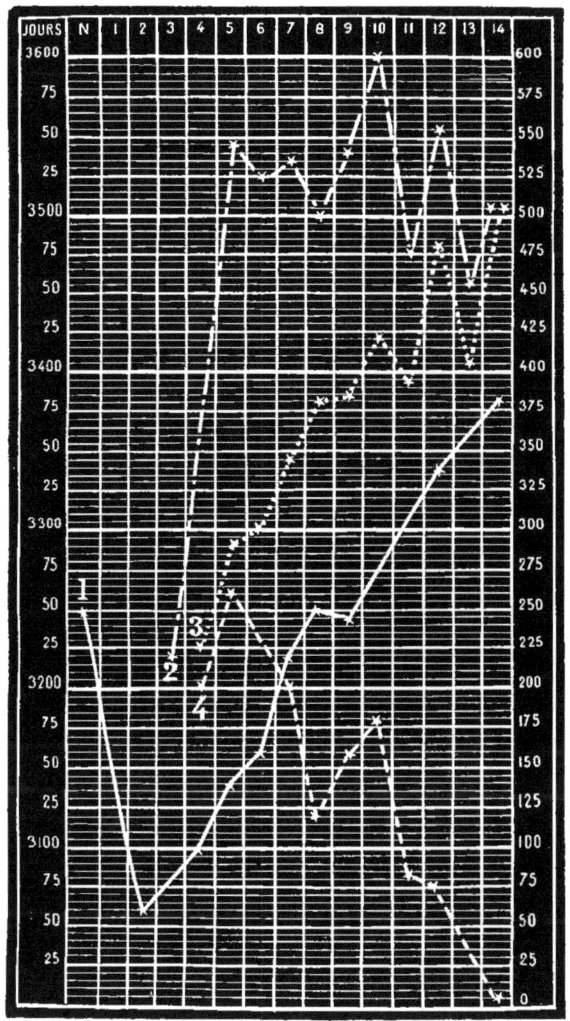

1. Poids de l'enfant. — 2. Lait. Poids total. — 3. Lait de la mère. — 4. Lait d'ânesse (BUDIN. Leçons de clinique obstétricale).

a fourni avec son obligeance habituelle des documents dont nous avons tiré grand profit.

Voici dans quel ordre les repas sont donnés.

Les chiffres répondent aux heures de jour et de nuit.

8 heures : tetée au sein.
11 heures : id.
1 heure : lait ou coupage donné au verre ou à la cuiller.
3 heures : tetée au sein.
5 heures : lait ou coupage.

Soit en tout : 10 repas dont 6 tetées au sein et 4 repas à l'alimentation artificielle, c'est bien là de l'allaitement mixte.

Les résultats bien que ne valant pas ceux du seul allaitement au sein sont satisfaisants (1).

(1) On doit observer que les enfants placés à la crèche de la Maternité sont ordinairement des enfants malades, affectés de malformations congénitales ou nés avant terme.

Quand de la diarrhée survient, Mme Henry fait donner aux enfants dans les 24 heures 3 à 4 cuillerées de grog ainsi préparé :

Rhum.......................... 3 cuillères à café
dans
Eau.............................. Un grand verre.

Ou bien si cela ne réussit pas, elle fait administrer en s'inspirant des idées de M. Bouchard sur l'antisepsie intestinale :

Naphtol β....................... 0 gr. 05 centigr.
Eau............................. 250 gr.

2 à 3 cuillerées à café de cette solution dans les 24 heures.

Ce traitement modifie ordinairement les selles de façon très heureuse et cela dès le lendemain.

Sur 230 enfants soumis à l'allaitement mixte il y en a eu :

Partis vivants		175
Morts 55, se divisant en..	à terme.....	13
	avant terme.	42

Mme Henry fait depuis de longues années à ce sujet des études très précises.

Pour se rendre compte de la valeur exacte de l'aliment adjuvant employé, elle a mis certains enfants à l'alimentation artificielle absolue, c'est-à-dire qu'elle a supprimé l'usage de la nourrice.

Elle a pris soin de noter chaque jour et pour chaque genre d'alimentation :

Les variations de poids, le nombre des repas, la quantité d'aliments ingérés, le nombre de selles et enfin la nature et la couleur de ces selles.

Mme Henry ne s'est point contentée comme dans les tableaux que nous publions, d'écrire la couleur des selles, mais a copié à l'aquarelle la nuance exacte des matières fécales observées.

De l'examen de ces tableaux plusieurs remarques s'imposent.

D'abord, c'est que les résultats, quoique bons, sont en général inférieurs à ceux que donnent l'allaitement au sein.

Chez les enfants élevés au sein, le poids de naissance est habituellement retrouvé le 7e jour ; chez tous ces enfants le poids du 10e et même du 11e jour est encore inférieur au poids de naissance.

Ce résultat est d'ailleurs constant, aussi bien chez les enfants malades que chez les autres.

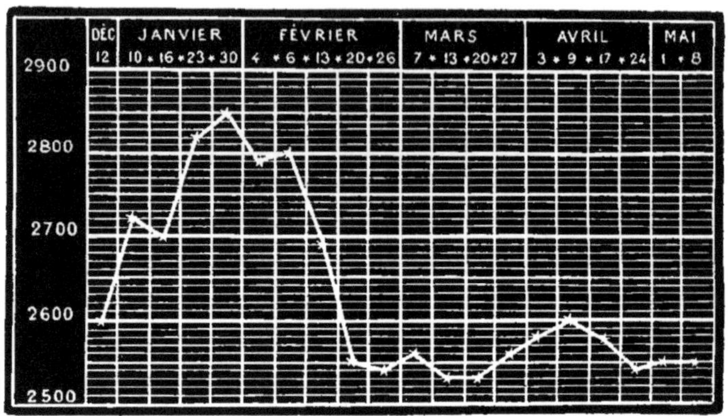

Courbe moyenne d'une enfant syphilitique, alimentée par les ânesses de la Nourricerie. — Augustine C..., née le 28 nov. 1888. Entrée le 11 déc 1888 (Hospice des Enfants-Assistés. Service de M. SEVESTRE.).

A l'hospice des Enfants-Assistés, se trouvent une série de courbes d'enfants syphilitiques alimentés par les ânesses, chez tous ces enfants la montée des poids est assez lente. Au milieu d'elles se trouve la courbe d'un enfant syphilitique allaité par une nourrice contaminée. L'obligeance de M. Sevestre nous permet de publier cette courbe d'enfant élevé au sein et une courbe moyenne d'enfant nourri par les ânesses ; on peut voir que la différence est grande en faveur de l'élevage au sein.

Ces tableaux montrent encore que le lait pur de vache n'a pas grande puissance de nutrition chez les nouveau-nés. L'enfant en absorbe une quantité plus considérable que de lait coupé, la courbe est cependant lente à s'élever et la plupart du temps, c'est le lendemain du jour où l'enfant à ingurgité le plus de lait que son poids baisse ;

une grande partie du lait a dû passer comme un corps étranger. (Tableau 1, 8e jour. Tableau II, 9e jour.)

Ce fait ne semble pas d'ailleurs particulier à l'alimentation par le lait pur; si on regarde avec attention les

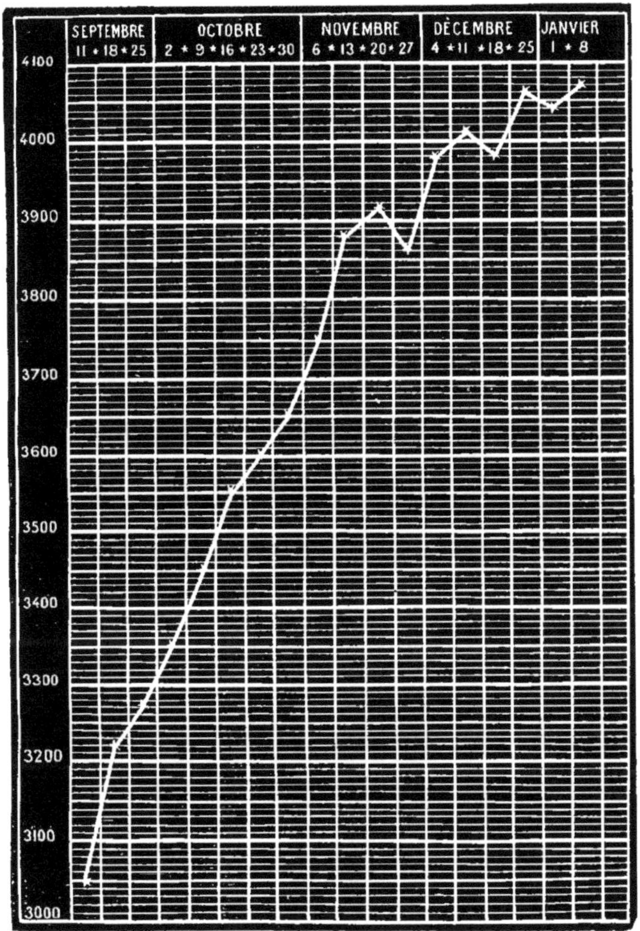

Enfant syphilitique nourrie au sein par une nourrice syphilitique. — Thérèse M., née le 21 juin 1889. Entrée le 4 septembre 1889. (Hospice des Enfants-Assistés. Service de M. SEVESTRE).

	GENRE D'ALIMENTATION		1er jour	2e jour	3e jour	4e jour	5e jour	6e jour	7e jour	8e jour	9e jour	10e jour	11e jour	12e jour	
1.	Lait de vache pur bouilli à l'air libre. Erythème.	Poids	3610	3440	3400	3470	3470	3520	3540	3500	3460	3470	3520		M...., garçon, né le 2 mars 1883, 9 mois.
		Nombre des repas	2	8	9	9	9	12	12	10	13	8	10		
		Quantité quotidienne	45	155	230	540	480	595	485	555	550	235	300		
		Nombre des selles	2	3	2	3	4	3	3	3	3	3	3		
		Nature des selles	méconium	méconium	jaunes vertes	jaunes	jaunâtres jaunes	jaunes vertes	jaunes vertes	jaunes vertes	vertes jaun.-vertes	jaun.-vertes verdâtres	vertes verdâtres		
2.	Lait bouilli dans la marmite américaine.	Poids	2080	2990	2980	2910	2960	2860	2880	2980	2930	2900	2850	2850	B., fille, née le 15 mars 1883, 9 mois. Poids de naissance : 3080.
		Nombre des repas	2	14	11	7	11	11	9	11	12	9	10	6	
		Quantité quotidienne	32	365	500	220	560	645	530	430	750	360	465	355	
		Nombre des selles	1	2	3	3	3	5	7	4	5	4	3	2	
		Nature des selles	méconium	méconium	jaunes vertes	jaunes	jaunes	jaunes	jaunes vertes	jaunes verdâtres	jaunes	jaunes	jaunes vertes	jaunes	
3.	Lait de vache pur bouilli dans la marmite américaine coupé moitié d'eau filtrée sucrée non bouillie. Un peu d'érythème, 17 mai 89.	Poids	3600	3550	3580	3590	3500	3550	3530	3540	3560	3610			B., fille, née le 8 mai 1889, 9 mois.
		Nombre des repas		10	11	10	6	9	12	12	12	7			
		Quantité quotidienne		290	410	365	390	395	310	395	395	365			
		Nombre des selles	1	3	4	1	3	3	4	3	4	2			
		Nature des selles	méconium	méconium	méconium	jaunâtres	jaunâtres	jaunâtres	jaunâtres	jaunes	verdâtres jaunes	jaunes			
4.	Lait de vache coupé avec moitié d'eau distillée avec 3 gr. de sucre de canne. Marmite américaine. Cet enfant n'a été mis en observ. que le 2e jour.	Poids	3330	3300	3350	3400	3500	3460							L...., garçon, 13 novemb. 1889, 9 mois. Poids de naissance : 3550.
		Nombre des repas	9	11	10	12	10	8							
		Quantité quotidienne	260	330	430	500	570	450							
		Nombre des selles	3	3	3	3	3	2							
		Nature des selles	méconium	verdâtres	verdâtres	jaunes	jaunes vertes	jaunâtres							
5.	Lait de vache coupé avec moitié eau distillée, le tout bouilli dans la marmite américaine. 3 gr. de sucre de lait pour 100 gr. d'eau.	Poids	3890	3800	3850	3850	3800	3720	3760	3720	3720	3700			S...., garçon, né le 12 septembre 1889, 9 mois. Poids de naissance : 4015.
		Nombre des repas	9	11	10	9	9	10	11	10	8	8			
		Quantité quotidienne		235	260	280	300	355	400	390	360	290			
		Nombre des selles	1	2	2	3	3	3	3	4	4	2			
		Nature des selles	méconium jaunâtres	verdâtres	jaunâtres	jaunes	jaunâtres	vertes jaunes	jaunes	jaunâtres	jaunes normales	jaunes normales			
6.	Lait de vache pur bouilli dans la marmite américaine coupé avec moitié d'eau filtrée sucrée non bouillie. Enfant va bien, 5 juin 89.	Poids	2900	2880	2885	2850	2750	2800	2780	2700	2750	2800	2800		B., fille, née le 21 mai 1889.
		Nombre des repas	4	9	10	12	11	11	11	10	10	12	8		
		Quantité quotidienne	95	360	490	360	380	400	395	510	410	400	330		
		Nombre des selles	1	3	3	2	3	3	4	4	4	3	3		
		Nature des selles	méconium	méconium	méconium	verdâtres	vertes	vertes verdâtres	verdâtres jaunâtres	blanchâtr. jaunâtres	jaunâtres jaunes	jaunes	jaunes vertes		
7.	Lait de vache deux tiers, eau filtrée un tiers : mélange bouilli dans la marmite américaine.	Poids	3250	3170	2200	3180	3110	3150	3110	3100	3140	3150	3200		G...., garçon, né le 22 avril 1883, 9 mois
		Nombre des repas	4	10	13	8	8	8	11	9	10	11			
		Quantité quotidienne	80	245	490	305	280	370	445	395	440	340			
		Nombre des selles	3	3	3	3	4	4	4	3	3	4			
		Nature des selles	méconium	méconium jaunâtres	jaunes	jaunes	vertes brunes	vertes jaunes	jaunes	jaunes blanchâtr.	jaunes				

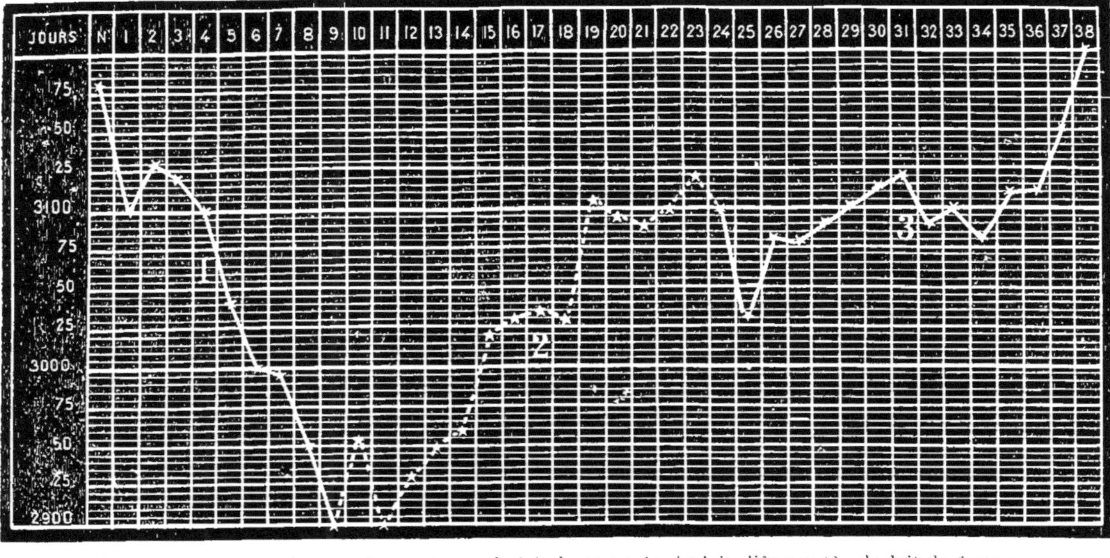

Courbe d'un enfant nourri successivement avec du lait de vache (1), du lait d'ânesse (2), du lait de femme (3).
(Maternité. Mme HENRY.)

tableaux de la Maternité, tableaux pris au hasard parmi un grand nombre d'autres, on note ce fait.

Chaque fois que l'enfant prend une quantité d'aliments sensiblement plus considérable que la moyenne dont il a l'habitude, on voit le lendemain de cette débauche se produire une diminution de son poids.

Le lait d'ânesse est, après le lait de femme, l'aliment qui semble le mieux convenir au nouveau-né (1). Les heureux résultats obtenus à l'hôpital des Enfants-Assistés et dans les Maternités depuis plusieurs années ne peuvent que fortifier cette opinion. Malheureusement, la difficulté qu'on a pour s'en procurer et son prix élevé sont de gros obstacles à la généralisation de son usage.

A la Maternité, avec le lait d'ânesse on donne le coupage fait dans les proportions suivantes :

Lait de vache..............	1 partie.
Bouillon	2 parties.

Ce mélange réussit toujours pendant quelques jours, puis on est obligé de suspendre, le remplaçant par du lait d'ânesse.

Nous donnons ci-joint une courbe exemple du résultat de cette alimentation.

Le bouillon ordinaire est fait d'après l[a] formule.

Eau........................	2,000 gr.
Viande.....................	500
Légumes	100
Sel........................	5

(1) Wins. *De l'allaitement à l'hospice des Enfants-Assistés.* Thèse de Paris, 1885.

M. Tarnier, et avec lui la plupart des auteurs qui s'occupent de la question, conseille :

Le lait de vache coupé avec trois parties d'eau sucrée à 3 gr. pour 100 de sucre.

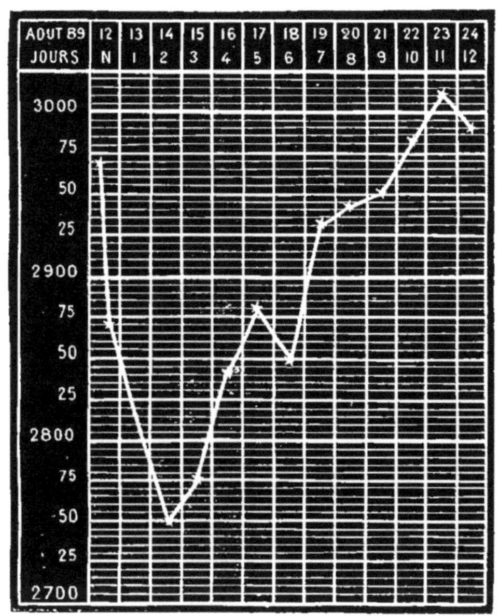

Femme S.. Primipare, 8 mois 3 semaines, sexe masculin. — Allaitement mixte de la Maternité — Nourrice et lait d'ânesse ou lait et bouillon 4 fois dans les 24 heures.

Théoriquement la dose de sucre devrait être de 5 gr. pour 100, cette quantité se rapprochant plus de la quantité de sucre contenu dans le lait de femme. Mais l'expérience clinique a montré que cette quantité de sucre était souvent mal digérée par l'enfant et qu'on pouvait la réduire sans inconvénient à 3 gr. pour 100.

Nous n'insisterons pas sur les autres aliments tels que : lait condensé, crème de Biedert, farine lactée, potage de Liebig, etc., qui bien qu'ayant réussi, sont le plus souvent infidèles. Nous les considérerons comme d'un usage dangereux dans les premières semaines de la vie.

ÉTUDE CLINIQUE DES TROUBLES DUS A L'ALTÉRATION DU LAIT PAR SUITE DE SON SÉJOUR DANS DES VASES NON FERMÉS.

Il est de notion classique, que le lait, altéré par le séjour dans un biberon ou dans des vases non fermés, provoque des troubles digestifs chez l'enfant du premier âge. Mais, si nous consultons les auteurs classiques, tant en France qu'à l'étranger, nous remarquons certaines divergences dans les opinions à ce sujet.

Quelques auteurs, principalement en Amérique, disent : le lait altéré provoque des troubles digestifs variables suivant l'intensité et la dose du poison absorbé ; à un degré léger d'intoxication, l'enfant a des vomissements, de la diarrhée ; à un degré d'intoxication plus intense, il présente le tableau symptomatique du choléra infantile. Pour ces auteurs, tous les troubles digestifs observés chez l'enfant du premier âge, du moins chez l'enfant nourri artificiellement, relèvent d'une cause unique : le poison produit par la fermentation du lait, et varient suivant la dose qui en est absorbée.

Aussi, en Amérique, toutes les maladies digestives de l'enfant sont comprises sous la rubrique : maladie du biberon (feeding bottles diseases) ou bien encore, comme le lait fermente plus en été qu'en hiver, sous le nom de maladie d'été (summer disease).

Il y a dans cette opinion une simplification trop grande et trop facile des maladies digestives de l'enfant soumis à la lactation artificielle.

En Europe tous les auteurs ne partagent pas cette manière de voir, et ceux qui se sont occupés de cette question, Hénoch, Wiederhofer, Ollivier et Lesage, qui, depuis quelques années, s'est attaché à étudier l'intestin à cette époque de la vie, limitent mieux ce qui revient au biberon, et au lait altéré par le séjour dans des vases non fermés et non stérilisés.

D'après Lesage, qui s'est occupé de bien limiter ces faits, le lait altéré, quel que soit le vase qui le contient (biberon au autre), provoque les accidents suivants :

Vomissements. — Ceux-ci (bien différents naturellement des régurgitations), apparaissent vingt minutes, une demi-heure et quelquefois plus tard après la prise de lait. Ils sont formés d'une partie séreuse, liquide, grisâtre, comme le petit lait, et de grumeaux, plus ou moins concrets de lait caillé, qui nagent dans la partie liquide. Le papier bleu de tournesol, trempé dans un de ces vomissements, rougit, mais d'une façon qui varie avec le vomissement.

Parfois ce vomissement se fait sans douleur ; d'autres fois, l'enfant crie, est agité et tout d'un coup le vomissement survient ; souvent alors les cris diminuent ou cessent. Il peut se répéter deux, trois fois, à intervalle variable, puis tout rentre dans l'ordre.

C'est là le degré le plus léger de l'intoxication, si nous pouvons dès maintenant l'appeler ainsi.

Si la prise de lait altéré, au lieu d'être unique, se répète, comme il arrive le plus souvent, les vomissements deviennent permanents et tendent à s'invétérer.

Diarrhée. — La diarrhée accompagne souvent les vomissements. Elle est variable suivant l'âge de l'enfant. Dans les premiers mois, la diarrhée est verte, acide, biliaire. Elle imbibe les langes d'une façon uniforme. L'examen clinique montre que la coloration est due à la biliverdine; en ajoutant une goutte d'acide nitrique, la teinte devient : bleu, violet, rose. De ci, de là, sont quelques grumeaux de lait caillé, plus ou moins imprégnés de pigment biliaire.

Ces selles diarrhéiques sont plus ou moins nombreuses; on peut changer les langes d'un enfant deux, quatre fois par jour et chaque fois les langes peuvent être très imprégnés.

Il y a ou non des coliques ou, du moins, l'enfant manifeste sa douleur par ses cris.

L'abdomen est normal; le tympanisme ne semble pas accompagner cette variété de diarrhée.

La pression sur le ventre révèle parfois un peu de douleur, principalement dans la région du côlon transverse.

Gastrite et dilatation de l'estomac. — L'intoxication légère que nous venons de décrire, peut-elle déterminer de la gastrite ou de la dilatation de l'estomac ?

Pour ce qui est de la gastrite, on ne sait rien de précis, car, sous le nom de gastrite on a décrit bien des faits disparates.

D'après Lesage, cette intoxication due au lait altéré ne provoque pas la dilatation de l'estomac. Cette maladie ne survient que chez les enfants suralimentés, chez ceux qui sont gavés de lait à chaque tetée, chez ceux qui rejettent immédiatement le trop plein de leur estomac. Ce ne sont pas là des faits relevant de la qualité du lait ingéré, mais plutôt de sa quantité.

Nous venons d'étudier les troubles digestifs résultant de l'intoxication produite par le lait altéré : vomissements et diarrhée bilieuse d'abondance variable. Si l'intoxication persiste, à ces phénomènes s'en ajoutent d'autres indiquant un changement plus grave dans la santé de l'enfant.

Dans les premiers mois de la vie (jusqu'à deux mois environ) l'enfant ne prenant comme nourriture que du lait altéré n'augmente pas de poids. Il arrive que, deux à trois jours après l'apparition des troubles digestifs, l'influence de la maladie sur le poids de l'enfant se fait remarquer. Dans quelques cas même, il suffit d'un seul jour pour observer cette influence ; mais il ne faut pas beaucoup se fier à cette observation de si courte durée, car, bien des enfants sans troubles digestifs, ont, pour des raisons diverses, de ces arrêts d'augmentation de poids.

Donc, arrêt dans l'augmentation de poids : voilà un premier fait.

Si les troubles digestifs persistent, non seulement le poids de l'enfant reste stationnaire, mais encore il diminue. Alors l'enfant maigrit ; il présente bientôt le type de l'enfant atteint d'athrepsie chronique décrit par Parrot(1):

(1) PARROT. *De l'athrepsie.*

il maigrit de plus en plus, si on n'y met obstacle, il passe à l'état de squelette; les vomissements, la diarrhée bilieuse persistent, le ventre tend à se distendre. Cette distension du ventre porte principalement sur le gros intestin, comme on peut le voir nettement à l'autopsie. En même temps la langue se dessèche, se couvre de muguet: l'enfant a soif, mais il rejette le lait qu'on lui donne. Dans les derniers jours, la température qui, parfois, durant le cours de l'intoxication a présenté de légères ascensions fébriles, tend à descendre au-dessous de la normale. La mort survient après un temps plus ou moins long à moins qu'on ait obvié à la maladie en supprimant la cause: l'intoxication.

Chez l'enfant plus âgé, après deux mois jusqu'au sevrage, on remarque quelques différences dans les phénomènes observés. A mesure que l'enfant avance en âge, la diarrhée consécutive à l'intoxication par le lait altéré prend de nouveaux caractères.

Celle-ci, en effet, perd de plus en plus sa coloration verte, bilieuse, à mesure qu'elle devient plus ancienne. Elle devient jaune, neutre ou légèrement acide. Sur ce fond jaune on voit quelques grumeaux de lait caillé, non digéré. Dans quelques cas cependant, alors que leur réaction a le plus souvent tendu vers l'acidité, les selles, de jaunes, deviennent vertes, par suite d'une poussée biliaire. Ce n'est là qu'un phénomène passager.

Il n'en est pas moins à noter que, plus l'enfant avance en âge, plus la diarrhée d'intoxication lactée cesse d'être bilieuse pour devenir jaune.

D'autre part, suivant certaines conditions principalement épidémiques, sur cette diarrhée, vient se cultiver un microbe à pigment vert qui en change la couleur. Les selles deviennent verdâtres ou vertes ; mais la teinte n'est jamais aussi foncée que dans le cas de diarrhée bilieuse. Elles ne présentent pas la réaction de la bile : elles sont neutres ou alcalines et blanchissent par l'adjonction d'acide nitrique. L'examen microscopique révèle l'existence d'une culture, souvent presque pure, d'un bacille, qui ne liquéfie pas la gélatine et développe un pigment vert.

Ce microbe, trouvant son milieu de culture dans une diarrhée préexistante, s'y développe, et entretient la maladie.

Il ne faut pas confondre, comme le fait Baginsky (1), ce microbe à pigment vert, qui ne liquéfie pas la gélatine, avec d'autres microbes, qui sécrètent du pigment vert, et qui se rencontrent dans bien des diarrhées infantiles. Ces derniers liquéfient la gélatine.

Une autre remarque doit être encore faite à propos des poussées de bile verte : c'est que, dans les premiers jours au moins, elles n'ont pas la mauvaise signification qu'on leur attribue ordinairement.

Souvent avec des selles jaunes, l'enfant baisse de poids, tandis qu'il se porte bien et augmente avec des selles biliaires, vertes ou verdâtres. Nous ignorons en effet totalement quelle est exactement la nature et l'état de la réaction biliaire dans les premiers mois. D'après les recherches récentes, la teinte verte des selles biliaires, n'a de

(1) Baginsky. *Berlin. Klin. Woch.*, n° 26, p. 533, 25 juin 1888.

valeur qu'autant qu'elle est durable. En un mot, que la sécrétion hépatique reste plus abondante.

Tels sont les troubles digestifs, occasionnés par le lait altéré.

Dans le paragraphe suivant nous allons essayer d'en faire le diagnostic en indiquant les différences qui existent entre ces troubles dus à l'intoxication lactée et d'autres maladies qui s'en rapprochent plus ou moins.

Pour les enfants des trois premiers mois, la « maladie du lait altéré » ne sera pas confondue avec les *petites poussées biliaires*, qui surviennent normalement chez certains enfants, sans qu'on sache pourquoi, chez des enfants nourris et au sein, et au biberon ; petites poussées biliaires qui durent quelques heures, qui colorent en vert une selle ou deux, et peuvent se montrer par intervalles très irréguliers; puis les selles reviennent à leur coloration normale. Pendant ce temps, l'enfant n'a pas cessé d'augmenter de poids, et son état général n'a été en aucune façon modifié.

Au contraire, la diarrhée bilieuse décrite précédemment dure plusieurs jours; les selles en sont plus abondantes et formées presque exclusivement de bile. La persistance, l'abondance des selles biliaires, la baisse de poids, en sont les meilleurs signes cliniques.

La *diarrhée verte bilieuse*, neutre ou alcaline, qui affecte souvent une *marche épidémique* et qui est accompagnée ordinairement d'ictère biliaire, ne sera pas non plus confondue avec l'intoxication lactée. La réaction alcaline des selles, la réaction de la bile, le caractère épidémique de l'affection, la coexistence d'ictère du nouveau-né feront le diagnostic. De plus, cette diarrhée verte bilieuse survient chez les enfants au sein, aussi bien que chez ceux soumis à la lactation artificielle.

On différenciera encore l'intoxication lactée d'avec la *diarrhée verte pigmentaire épidémique* : dans cette dernière, la réaction des selles est neutre ou un peu alcaline; il n'y a pas de réaction biliaire; l'examen microscopique des selles y dénote l'existence d'un bacille à pigment vert, ne liquéfiant pas la gélatine. Remarquons encore que, comme la variété de diarrhée verte bilieuse précédente, la diarrhée verte pigmentaire est épidémique et survient, elle aussi, et chez les enfants élevés au sein, et chez ceux nourris au biberon.

Le diagnostic se posera aussi entre l'intoxication lactée et la *lientéric*. Celle-ci est formée de selles blanches, de lait caillé, selles de consistance normale ou diarrhéique, d'une légère teinte vert-de-gris. La venue de l'affection chez des enfants au sein ou au biberon, qui prennent trop de lait, ont des régurgitations, ou chez des enfants tuberculeux ou syphilitiques, suffira à la faire reconnaître. C'est la *Felt diarrhee*, la diarrhée graisseuse de Demne et Biedert.

Enfin la maladie précédemment décrite ne sera pas confondue avec la diarrhée infectieuse dite de sevrage qui est due à l'alimentation intempestive (pommes de terre, viande, etc.), en un mot, tous aliments autres que du lait. On peut la voir avant le sevrage, mais le plus souvent elle est observée après six mois, c'est-à-dire à l'époque où généralement, le sevrage est mal fait ou fait trop tôt.

L'existence de morceaux d'aliments non digérés dans

les selles, la fétidité de ces dernières, leur teinte sale, gris fer, le peu de diarrhée, le tympanisme abdominal des plus nets et des plus évidents, l'aspect typhique de l'enfant (langue sèche, abattement, etc.), la température qui monte à 39° ou 40° sont autant de signes qui affirmeront le diagnostic.

Il nous reste à parler du choléra infantile, compris à la manière de Trousseau, isolé de toutes les autres diarrhées, comme l'a établi Lesage (1), au mémoire duquel nous renvoyons pour l'étude clinique.

Nous avons vu plus haut que les auteurs américains attribuent le choléra infantile à une intoxication rapide et intense par le poison du lait.

D'après Lesage ces faits sont peu observés. Interrogé par nous à ce sujet, il nous disait que, après quatre ans de recherches assidues, il pense que la majorité des cas de choléra infantile relèvent de la présence dans l'intestin grêle d'un microbe spécial, indépendant de l'alimentation. Les cas relevant de l'intoxication lactée, deviennent de moins en moins fréquents, à mesure qu'on les étudie mieux. Néanmoins, cette question est encore à l'étude. Mais pour arriver à un résultat, il est évident que, pour l'étude il ne faut prendre, dans la comparaison de ces faits, que les cas de choléra infantile, suivant la description de Trousseau (2), et ne point donner ce nom à toutes les diarrhées intenses, comme le pensent les Américains.

Tels sont les troubles digestifs occasionnés par le lait

(1) Lesage. *Choléra infantile*. Paris, 1889.

(2) Trousseau. *Clinique médicale de l'Hôtel-Dieu*, t. III.

altéré par le séjour dans les différents vases où on le laisse exposé à la chaleur, à l'air, etc.; en un mot, tels sont les troubles digestifs dus au lait fermenté.

Cette fermentation du lait n'est plus à démontrer. Si l'on examine un biberon sale, gras, d'odeur aigre, contenant un liquide séreux, acide, qui a été du lait, et dans lequel nagent des grumeaux coagulés, on peut se convaincre nettement de cette fermentation.

On a cherché, surtout dans ces derniers temps, à connaître quel est l'agent qui, dans cette fermentation, provoque les troubles digestifs étudiés plus haut.

Les uns font jouer au coagulum le rôle prépondérant. Le lait fermenté arrive dans l'estomac à l'état de coagulum volumineux, il en résulte qu'il est d'une digestion plus difficile que le lait naturel qui, arrivant dans l'estomac à l'état liquide, y est, grâce à l'acidité du suc gastrique, coagulé en fins grumeaux, d'une digestion plus facile. On sait, en effet, que le peu de volume du coagulum fait préférer le lait d'ânesse et de chèvre au lait de vache (2).

Les grumeaux n'étant pas digérés ou du moins étant incomplètement digérés, formeraient un bon milieu de culture pour les microbes du tube digestif: *Bactérie aerogène, Bacterium coli commune d'Escherich, Bactérie acétique liquéfiante blanche de Baginsky, Bactérie à pigment vert, liquéfiant la gélatine*, d'où résulterait la production d'une fermentation qui serait cause de l'apparition des troubles digestifs (Escherich, Baginsky) (2).

(1) Baginsky. — *Eod. loc. cit.*
(2) Wins. Thèse de Paris, 1886.

Le rôle de ces divers microbes dans la diarrhée du lait est à l'étude. En effet, pour pouvoir comparer les faits, il est nécessaire de bien préciser la nature de la diarrhée. Ainsi Escherich, Baginsky étudient ces microbes dans le catarrhe gastro-intestinal, pris d'une façon générale. Peut-on partir de ces faits généraux, pour dire qu'il en est ainsi, dans une variété de catarrhe, la diarrhée du lait altéré. L'avenir seul le dira.

Les autres admettent que le lait fermenté contenant des microbes ceux-ci pénètrent dans le tube digestif et y continuent la fermentation qu'ils avaient commencée dans le biberon.

D'autres encore, surtout en Amérique, admettent avec Vaughan que le lait en fermentant produit une substance soluble, le *Tyrotoxicon*, qui isolée reproduit les troubles digestifs sans que la présence de l'agent microbien soit nécessaire dans le tube digestif de l'enfant. Ils ont même exagéré cette théorie, très séduisante d'ailleurs, à l'excès et font relever de cette substance toutes les affections du tube digestif du premier âge.

A ce sujet nous ne pouvons que renvoyer le lecteur à la thèse de Lesage (1).

(1) A. Lesage. *Choléra infantile*. Thèse de Paris, 1889.

En tout cas, quelle que soit la substance qui produit les troubles digestifs relevant de l'altération du lait, le résultat évident de la prophylaxie est d'empêcher la fermentation. On doit prendre le mal à son début. Le microbe sera tué, par suite il ne pourra plus donner de substances toxiques et ne transformera plus le lait en grumeaux, cela va de soi.

On sait que, jusque dans ces dernières années, on se contentait de neutraliser les acides produits dans la fermentation, à l'aide des alcalins (bicarbonate de soude). On partait de cette idée que les acides étaient cause des troubles digestifs.

Puis on a essayé d'agir sur le microbe en mélangeant au lait un antiseptique non toxique (acide borique). Il est évident qu'il entrave un peu le développement des microbes de fermentation du lait, mais son action ne va pas plus loin.

Dans ces derniers temps, nous entrons dans une période nouvelle, on agit dès la traite du lait, en le stérilisant et en le conservant dans des vases hermétiquement fermés. que l'on débouche seulement au moment opportun.

De ces principes sont dérivés l'usage de la marmite américaine et l'application de la méthode de Soxhlet. La stérilisation a l'avantage sur l'ébullition de ne pas modifier le lait qui reste à peu près le même qu'avant l'opération.

Marmite américaine. — On a vu par les tableaux précédents (1) que l'alimentation des enfants donnait à la Maternité de meilleurs résultats lorsqu'on s'était servi de la marmite américaine.

C'est un vase en étain, d'une capacité, d'un litre en moyenne hermétiquement fermé par un double couvercle dont le supérieur est vissé. Une fois remplie de lait et le couvercle remis, on met la marmite dans un récipient quelconque rempli d'eau ; le tout est posé sur le feu, jusqu'à ce que le lait ait bouilli une heure environ. C'est une sorte de cuisson du lait au bain-marie.

Le lait bout ainsi sous pression, ne laissant échapper aucune partie liquide, conserve la même densité et les grumeaux de caséine sont plus fins et probablement plus faciles à digérer.

Méthode de Soxhlet. — Voici en quoi consiste cette méthode(2) : On divise au préalable le lait dans des flacons proportionnés aux besoins et dont chacun par exemple contiendra la quantité de lait nécessaire pour un repas ou une journée ; on les chauffe au bain-marie à la température jugée utile, qui est en général voisine de 75°, mais qui peut être poussée plus haut. On bouche alors fortement, et, après avoir maintenu plus ou moins longtemps l'ac-

(1) Tableaux de Mme Henry, Maternité.

(2) *Annales Pasteur*, 25 janvier 1889. Tome III, page 30.

tion de la température, on refroidit et on conserve dans un endroit frais ; la stérilisation est d'autant plus parfaite que la température du chauffage est plus élevée et l'action de la chaleur plus longtemps maintenue. On sait en gros, que la durée de l'action ou son intensité peuvent se compenser l'une l'autre.

Résultats obtenus. — Les résultats obtenus sont encourageants et montrent d'autre part que l'on est en bonne voie dans l'étude de la prophylaxie des maladies dues à l'alimentation artificielle.

Henoch porte avec quelque exagération la mortalité infantile moyenne au chiffre de 80 0/0. Mais en prenant le chiffre de Wassentrapp de Francfort, qui est de 49 0/0 environ, ou celle que nous publions quelques pages plus loin d'après nos propres recherches et qui s'approche de 34 0/0, nous voyons que cette proportion est encore bien forte.

R. Uhlig à la policlinique de Leipsig, sous la direction du professeur Heubner, a expérimenté la méthode de Soxhlet et obtenu les résultats suivants.

En août 1887, Uhlig a pris 39 enfants (21 garçons et 18 filles) (1).

Tous ces enfants étaient malades :

12 de dyspepsie aiguë avec diarrhée dyspeptique.

20 de dyspepsie chronique accompagnée de troubles de nutrition.

7 de choléra infantile.

La plupart étaient malades depuis longtemps et leur

(1) *Annales Pasteur*, 25 oct. 1889.

poids moyen n'atteignait pas le poids moyen des enfants de leur âge.

Voici le traitement employé :

1° Lavage de l'estomac avec une solution tiède et faible de sel marin ou de résorcine.

2° Pour chaque enfant de 4 mois et au-dessus, nourriture avec du lait commercial de bonne qualité.

3° Pour les enfants au-dessous de cet âge on donnait du lait étendu de moitié d'eau avec 30 grammes de sucre de lait par litre afin de lui donner le plus de ressemblance possible avec du lait de femme.

Chacun de ces enfants avait en moyenne à sa disposition un demi-litre de lait réparti dans des flacons stérilisés de 150 grammes, dont il suffisait d'ôter le bouchon qu'on remplaçait par un caoutchouc qui le changeait en biberon.

Voici les résultats qu'a donnés l'expérience.

Sur 39 enfants :

4 sont morts de maladies intercurrentes (pneumonie, scarlatine ?) n'ayant en apparence du moins, aucun rapport avec la maladie du canal digestif.

Restent 35 enfants sur lesquels il y a 7 morts, c'est une mortalité de 20 0/0, bien inférieure aux moyennes de mortalité infantile d'Henoch, de Wassentrapp et à celle que nous établissons.

M. Uhlig conclut à l'avantage du lait stérilisé.

Comme statistique de mortalité, ajoute M. Duclaux, à qui nous empruntons ce résumé, le temps serait un peu restreint, mais il est d'autres arguments à l'actif de M. Uhlig. Il trouve que sur ses nourrissons :

41 0/0 ont une augmentation normale comme s'ils étaient bien portants.

15 0/0 ont une augmentation plus faible.

5 0/0 ont une augmentation encore plus faible.

23 0/0 n'ont aucune amélioration.

C'est un excellent résultat, étant donné, que ces enfants étaient tous très malades au moment où les expériences ont commencé ; c'était un essai sur des enfants dont on conservait peu d'espoir de survie, et voici que leur mortalité devient inférieure à la mortalité moyenne des enfants sains ou malades. C'est donc un résultat qui mérite une sérieuse attention.

Enfin, considération pratique importante, M. Uhlig ajoute que ce mode de traitement est très économique.

M. Duclaux ajoute encore (1) : Il doit y avoir là une affaire de diminution de microbes. Les microbes viennent en effet les uns de la bouche de l'enfant, les autres du pis de la vache, des mains de celui qui l'a traite, des vases qui ont contenu le lait, du biberon, etc., tous les microbes autres que ceux provenant de la bouche de l'enfant sont alors stérilisés par la méthode de Soxhlet.

Les troubles dyspeptiques peuvent-ils être attribués à autre chose qu'à la présence des microbes ? Le lait chauffé ne doit pas se comporter dans les organes digestifs comme le lait naturel. La caséine est dans un état physique différent et ne se coagule pas absolument de même ; c'est ce dont l'industrie laitière s'est depuis longtemps aperçu.

(1) *Annales Pasteur*, 25 octobre 1889.

Rien ne prouve qu'il n'y ait pas de différence analogue en ce qui concerne la digestibilité, que les grumeaux de caillé soient plus gros ou plus fins, plus cohérents ou plus gélatineux, ils résistent plus ou moins et séjournent plus longtemps dans l'estomac avant de traverser le pylore. Ce qui peut servir d'argument en faveur de cette idée, c'est qu'on a trouvé utile d'étendre le lait de vache avant de le faire servir à l'alimentation des enfants. Or, la dilution amène une plus grande division des grumeaux et agit dans le même sens que le chauffage. En tout cas, conclut M. Duclaux, on voit que la question n'est pas résolue à l'avance et c'est pour cela que j'ai pensé à la poser dans l'espoir qu'elle tenterait quelque observateur en état de l'étudier et de la résoudre.

Le lait ainsi stérilisé doit être donné dans des verres, des cuillers ou des biberons d'une propreté parfaite.

On nettoiera ces instruments après chaque tetée avec de l'eau chaude.

Ce qui fait la gravité du biberon c'est sa malpropreté. Aussi la trop grande difficulté de nettoyage de cet appareil l'a fait défendre par M. Tarnier à la Maternité, où le lait est toujours donné au verre ou à la cuiller. Le biberon en lui-même n'est pas un instrument néfaste et nous croyons qu'une bouteille coiffée d'une tétine facilement retournable pourrait donner de bons résultats.

Les biberons les meilleurs sont ceux dépourvus de tubes.

D'ailleurs, même le biberon actuel, s'il est nettoyé avec assez de soin, peut être employé avec succès et nous connaissons plusieurs médecins qui, surveillant eux-mêmes l'allaitement ont pu sans le moindre accident élever ainsi leurs enfants.

Une statistique que nous avons relevée à la Clinique d'accouchements donne d'ailleurs des renseignements intéressants à ce sujet. Cette statistique repose sur le dépouillement fait par nous de 703 observations.

M. Bonnaire, pendant qu'il était chef de clinique, prenait soin, en interrogeant les femmes se présentant à la consultation externe, de leur demander comment elles avaient alimenté les enfants résultant de leurs anciennes grossesses et ce qu'ils étaient devenus.

C'est de ces renseignements que nous nous sommes servi.

NOMBRES ABSOLU		STATISTIQUE ÉTABLIE D'APRÈS DES NOTES PRISES A LA CONSULTATION EXTERNE DE LA CLINIQUE D'ACCOUCHEMENT	MOYENNE POUR 100	
VIVANTS	MORTS		VIVANTS	MORTS
297	156	1° Moyenne générale de la mort ou de la survie de tous les enfants sans tenir compte du genre d'alimentation employé.	65,7	34,3
192	71	2° Moyenne des enfants élevés au sein...	73	27
78	73	3° Moyenne générale des enfants élevés au biberon.	51,6	48,4
20	8	4° Moyenne des enfants élevés au biberon par leur mère ou parente.	71,5	28,5
18	30	5° Moyenne des élevés au biberon par nourrice.	37,5	62,5

Nous avons relevé les cas de mort ou de survie de l'enfant du jour de sa naissance jusqu'à l'âge de 18 mois, ne laissant de côté que les cas de mort pendant le travail ou immédiatement après l'accouchement (24 heures). Ces cas ne relevant évidemment pas du genre d'alimentation adopté.

Bien que cette statistique ne repose que sur 703 observations, nous pensons qu'elle a cependant une certaine valeur parce que ces femmes venaient de toutes les parties de la France et que les enfants dont il s'agissait avaient des naissances réparties dans plusieurs années. Aucune influence endémique ou épidémique n'a pu la fausser.

De ces moyennes nous semble ressortir une conclusion bien nette : c'est que l'alimentation au biberon diffère du tout au tout suivant les personnes qui la dirigent.

Tant vaut la personne qui soigne l'enfant, tant vaut l'alimentation au biberon.

On peut se convaincre par la lecture du tableau précédent qu'il existe une différence évidente dans les deux cas.

1° L'enfant est alimenté par une nourrice qui fait un métier et qui ne se soucie souvent pas plus de la vie de l'enfant que de celle d'un petit animal confié à ses soins; la mortalité s'élève à 62,5 0/0.

2° L'enfant est alimenté par sa mère, par une proche parente qui l'aime, qui s'occupe de lui avec des soins assidus, qui ne s'épargnera à son égard ni fatigues ni soucis ; la mortalité tombe, devient plus de moitié moindre. Ce chiffre 28,5 0/0 est ici d'une singulière éloquence.

Il faut de plus remarquer que nous avons affaire ici, au milieu peu fortuné, parfois bien misérable, qui fournit la clientèle habituelle de la Clinique d'accouchements.

Dans une classe de la société plus heureuse et plus cultivée les résultats ne peuvent être que meilleurs.

RÉSUMÉ

L'allaitement maternel est le meilleur mode d'alimentation des nouveau-nés.

On doit s'efforcer de le favoriser en luttant contre les obstacles provenant soit de la mère, soit de l'enfant.

Les téterelles peuvent dans ces deux cas aider l'allaitement maternel. Les meilleurs de ces instruments sont ceux qui peuvent être tenus le plus facilement aseptiques.

L'allaitement mixte par la mère semble préférable à l'envoi de l'enfant en nourrice, à la campagne, loin de toute surveillance directe.

L'allaitement artificiel, mauvais en général, peut cependant donner des résultats à peu près satisfaisants s'il est bien dirigé.

L'alimentation quelle qu'elle soit diffère du tout au tout suivant la personne qui la dirige.

Les troubles digestifs dus à l'allaitement au biberon ou à la cuiller, semblent surtout dus à une intoxication causée soit par des microbes, soit par des ptomaïnes qui altèrent le lait.

On les fait en grande partie disparaître en nourrissant les enfants avec du lait stérilisé par la chaleur.

BIBLIOGRAPHIE

ANNALES DE L'INSTITUT PASTEUR, 25 janvier 1889.

Duclaux. — (W. FLEISCHMANN. L'appareil de pasteurisation de Thiel. *Mitzeitunch*, 1884. – VAN GEUNS. Sur l'action de la pasteurisation sur le lait. *Archiv. Hygiène*, 1889. — E. DE FRENDENREICH. Note sur les essais de stérilisation du lait dans l'alimentation de l'enfant. *Annales de micrographie*, t. I, 1888.)

ANNALES DE L'INSTITUT PASTEUR, 25 octobre 1889.

Duclaux. — (R. UHLIG. Recherches sur la nourriture des enfants malades au moyen du lait stérilisé (méthode de Soxhlet). *Jahr-. buch. für Kinderheilkunde*, t. XXX, p. 83.)

D'Ardenne. — *De l'allaitement artificiel*, 1881.

Auvard. — *Gazette hebdomadaire*, 17 février 1888, p. 101. *Bulletin général de thérap.*, 15 mai 1888, p. 402.

Baginsky. — *Berlin. Klin. Woch.*, n° 26, 25 juin 1888.

H. Beaunis. — *Éléments de physiologie humaine*, 1881.

P. Berthod. — *La couveuse et le gavage à la Maternité de Paris.* Th. de Paris, 1887.

Bouchaud. — *De la mort par inanition et études expérimentales sur la nutrition chez les nouveau-nés.* Th. de Paris, août 1864.

E. Bouchut. — *Traité des maladies des enfants. Hygiène de la première enfance*, 1862.

M. Brès. — *De la mamelle et de l'allaitement.* Th. de Paris, 1875.

Brochard. — *De la mortalité des nourrissons en France.* Nogent-le-Rotrou (Eure-et-Loir) Paris, 1866.

Budin. — *Leçons de clinique obstétricale.* Paris, 1889.

A. Chéruel. — *Dict. des mœurs el coutumes de la France.*

Devilliers. — *N. dict. de méd. et de chir. pratiques*, art. Nourrices, t. XXIV.

Dezobry. — *Rome au siècle d'Auguste.* Lettre LIV, t. II, p. 384

J. Doat. — *Des difficultés de l'allaitement provenant de la forme du mamelon et des moyens d'y remédier.* Th. de Paris, 1888.

Ph. Gyoux. — *Éducation physique et morale de l'enfant, depuis sa naissance.*

Hénoch. — *Traité des maladies de l'enfance*, 1881. *Leçons sur les maladies des enfants.*

Hippocrate. — *Œuvres*. Trad. Littré.

Jacquemier. — Art. Allaitement. *Dict. encyclop. des sciences médicales.*

O. Lannelongue. — *N. dict. de méd. et de chir., prat.*, art. Mamelles, t. XXI, p. 517 et suiv.

A. Lesage. — De la dyspepsie et de la diarrhée verte des enfants du premier âge. *Rev. de méd.*, t. VII, 1887, et t. VIII, 1888.

A. Lesage. — *Etude clinique sur le choléra infantile.* Th. de Paris, 1889.

Lorain. — *N. dict. de méd. et de chir. prat.*, art. Allaitement, t. I, p. 722-740.

Monot. — De la mortalité excessive des enfants pendant la première année de leur existence, des causes et des moyens de la restreindre. *Mélanges d'hygiène et de méd. légale*, t. XVIII.

Odier. — *Recherches sur la loi d'accroissement des nouveau-nés et les conditions d'un bon allaitement.* Th. de Paris, janvier 1868.

Odier et **Blache**. — *Quelques considérations sur les causes de la mortalité des nouveau-nés et sur les moyens d'y remédier.* Paris, 1867.

Parrot. — *De l'athrepsie.*

A. Proust. — *Traité d'hygiène.*

J. Pressein. — *Traitement préventif des lymphangites et des abcès du sein pendant l'allaitement.* Th. de Paris, avril 1884.

Roger. — *Maladies de l'enfance*, 1872.

J.-J. Rousseau. — *Émile.*

J. Simon. — *Conférences thérapeutiques et cliniques sur les maladies des enfants*, 1882. De l'allaitement des enfants, 12e conférence.

Smester. — *Annales de gynécologie*, 15 mars 1888, p. 190-195.

Sutils. — *Guide pratique des pesages pendant les deux premiers mois*, 1889,

Tarnier. — *Hygiène de l'enfance.*

Tarnier et **Chantreuil**. — *Traité de l'art des accouch.* T. I.

Tarnier et **Budin**. — *Id.* *id.* T. II.

Trousseau. — *Clinique médicale de l'Hôtel-Dieu.* Leçons 33 et 32 édit. Mich. Peter.

Wins. — *De l'allaitement à l'hospice des Enfants-Assistés.* Th. de Paris, 1885.

IMPRIMERIE LEMALE ET Cie, HAVRE

BIBLIOTHEQUE NATIONALE DE FRANCE
3 7531 03988122 3

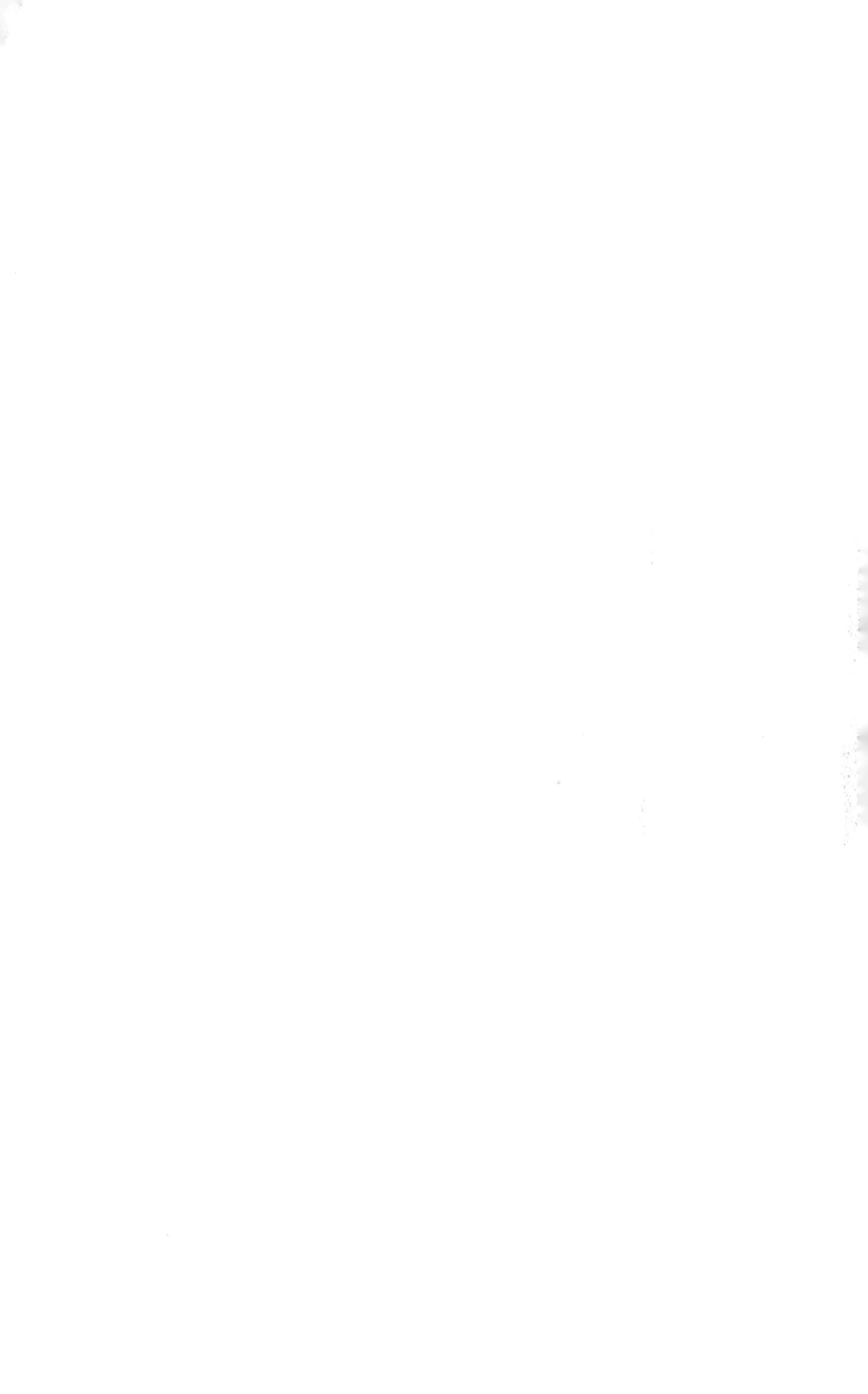

www.ingramcontent.com/pod-product-compliance
Ingram Content Group UK Ltd.
Pitfield, Milton Keynes, MK11 3LW, UK
UKHW020418230726
13925UKWH00004B/1507

9 782013 677301